Aromatherapie gekonnt anwenden

Das Praxisbuch

Stärken Sie Ihr Immunsystem mit der Heilkraft der ätherischen Pflanzenöle und sorgen Sie für Entspannung an jedem Tag – inkl. Anleitung, um Kosmetika und mehr selbst herzustellen

Anita Schönfeld

⚗ INHALT

Das erwartet Sie in diesem Buch

Sie suchen einen praxisorientierten Einstieg in die Welt der ätherischen Öle und der Aromatherapie? Möchten Sie wissen, welche Düfte Ihnen nach einem langen Tag helfen, wirklich tief zu entspannen und Ihr Zuhause in eine Wellness-Oase verwandeln? Oder haben Sie gehört, dass bestimmte Düfte Kinder beim Lernen unterstützen können und möchten mehr dazu erfahren? Haben Sie über die pflegenden und heilenden Wirkstoffe ätherischer Öle gelesen und möchten nun Ihre Hausapotheke mit natürlichen und auch noch duftenden Helfern füllen? Dann haben Sie mit Ihrer Kaufentscheidung für dieses Buch einen Volltreffer gelandet.

Sie erfahren in diesem Leitfaden zur Aromatherapie für Anfänger alles, um ätherische Öle in Haushalt, Küche, Kosmetik und Hausapotheke sicher und sinnvoll einzusetzen und Ihre Lebensqualität spielend leicht und mit viel Genuss zu verbessern. Übersichtlich und prägnant werden alle wichtigen theoretischen Hintergründe zu ätherischen Ölen und deren Anwendung für mehr körperliches und seelisches Wohlbefinden dargestellt. Ein kurzer Ausflug in die Geschichte der Aromatherapie und der ätherischen Öle stimmt Sie ein für den Praxis-Teil mit leicht verständlichen und einfach umzusetzenden Anleitungen.

Damit Sie genau wissen, welches ätherische Öl Sie für Entspannung oder Konzentration, für romantische Momente oder in der Erkältungszeit anwenden können, bietet Ihnen dieser Ratgeber ausführliche Porträts zu 15 wichtigen ätherischen Ölen. Mit diesem Repertoire an ätherischen Essenzen, die speziell für Einsteiger ausgewählt wurden, können Sie das ganze Spektrum alltäglicher Situationen und kleinerer Beschwerden natürlich begleiten. Entdecken Sie die vielfältigen Wirkungen und Eigenschaften von Lavendel, Pfefferminze, Neroli, Orange, Zirbelkiefer und vielen anderen duftenden Essenzen und erfahren Sie, wie Sie Ihr Leben und Ihren Alltag mit natürlichen Düften nicht nur angenehmer und gesünder, sondern auch achtsamer und nachhaltiger gestalten können.

Was sind ätherische Öle?

WIE ÄTHERISCHE ÖLE WIRKEN

Sie sind sicher schon ganz begierig darauf, loszulegen und in herrlichen Düften zu schwelgen. Doch bevor Sie anfangen, sollten Sie ein paar Informationen und Hintergründe kennen. Ätherische Öle und Aromatherapie sind sanfte Formen der Naturheilkunde, doch falsch angewendet oder zu hoch dosiert können sie schädlich oder sogar gefährlich sein. Mit dem richtigen Wissen lässt sich das ganz einfach vermeiden.

Was sind eigentlich ätherische Öle? Ätherische Öle sind leicht flüchtige und leicht entzündbare Stoffgemische, die aus ineinander löslichen, organischen Stoffen wie Alkoholen, Estern, Ketonen oder

Terpenen bestehen. Pflanzen produzieren und speichern ätherische Öle häufig in den Blättern und im Pflanzen-Gewebe, um nützliche Insekten anzulocken oder Schädlinge abzuwehren. Ätherische Öle werden durch Wasserdampfdestillation, Extraktion oder durch das Auspressen von Pflanzen oder Pflanzenteilen gewonnen. Natürliche ätherische Öle setzen sich aus sehr vielen verschiedenen, komplexen chemischen Verbindungen zusammen und sind fettlöslich. Anders als fette Öle verdampfen ätherische Öle rückstandsfrei. In der Regel sind sie hydrophob, also in Wasser nicht oder nur sehr schlecht löslich.

Heutzutage werden in Laboren synthetisch auch sogenannte naturidentische Öle produziert. Von der Verwendung solcher Öle ist dringend abzuraten, denn sie bieten keine der Vorteile und Wirkstoffe natürlicher ätherischer Öle. Ein weiterer wichtiger Aspekt zur Qualität ätherischer Öle sollte hier noch angesprochen werden. Rückstände fettlöslicher Pestizide im pflanzlichen Ausgangsmaterial können sich im fettlöslichen ätherischen Öl anreichern, deshalb ist es von grundlegender Bedeutung, nur hochwertige, kontrollierte 100 % naturreine ätherische Öle für die Aromatherapie und aromapraktische Anwendungen zu verwenden.

Wie nimmt der menschliche Organismus die Inhaltsstoffe ätherischer Öle auf? Über die Atmung nimmt der Mensch zusammen mit dem Sauerstoff auch Bestandteile der ätherischen Öle auf, über die Luftröhre gelangen die Wirkstoffe dann in die Lunge und die Bronchien. In den Alveolen, den kleinen ballonförmigen Luftsäcken, werden die Wirkstoffe dann in den Blutkreislauf transportiert. Die Struktur unserer Haut ist halb durchlässig, so können ätherische Öle z. B. über ein fettes Trägeröl, wie Mandelöl, in die tieferen Hautschichten aufgenommen werden.

Sind die Bestandteile und Wirkstoffe des ätherischen Öls erst in den Körper gelangt, verteilen sie sich über den Blutkreislauf schnell im ganzen Organismus. Bei diesen verschiedenen Aufnahmekanälen für Wirkstoffe wird nicht nach hilfreichen und schädlichen Stoffen sortiert. Billige Öle von minderer Qualität oder chemisch produzierte Öle können eine Vielzahl an ungesunden und schädigenden Stoffen enthalten, die Sie nicht im Körper haben sollten.

Über die Atmung und die Haut gelangen also sowohl pflegende als auch schädliche Wirkstoffe innerhalb kurzer Zeit in Ihren gesamten Organismus. Das ist ein wichtiger Grund, warum Sie beim Kauf von ätherischen und auch fetten Ölen immer auf eine kontrollierte Qualität, im besten Fall auf Bio-

Qualität, zurückgreifen sollten. Mit günstigen Ölen sparen Sie am falschen Ende und Sie riskieren unnötige Gesundheitsrisiken, statt sich etwas wirklich Gutes zu tun.

KURZE GESCHICHTE DER AROMATHERAPIE

Die Aromatherapie im modernen Verständnis ist noch verhältnismäßig jung. Ende des 19. Jahrhunderts wurde von den Forschern Chamberland, Cadéac und Meunier in Frankreich nachgewiesen, dass ätherisches Thymian-Öl Kolibakterien, Staphylokokken, Meningokokken und das Koch-Virus zerstören kann. Wegen dieser frühen Forschung liegt der Ursprung der klinisch orientierten Aromatherapie in Frankreich, wo sich im 20. Jahrhundert ausschließlich Ärzte mit der Aromatherapie als Teil schulmedizinischer Behandlungen befassten. In diesem Zusammenhang ist in Frankreich bis heute die offiziell anerkannte Aromatherapie nur Ärzten gestattet.

Den modernen Begriff „Aromatherapie" führte 1928 erstmals der französische Chemiker René Gattefossé ein. Die Aromatherapie, in nicht-therapeutischen Kontexten oft auch Aromapraxis genannt, hat heute bereits einen festen Platz in vielen Lebensbereichen. In immer mehr Kliniken und Einrichtungen kommen ätherische Öle zur ergänzenden Gesundheitspflege zum Einsatz. In diesem Zusammenhang wird in der deutschsprachigen Literatur oft der Begriff Aromapflege statt Aromatherapie verwendet. Zahlreiche Aromatherapeuten bieten ihre Beratungen und Leistungen mit unterschiedlichen inhaltlichen Ausrichtungen und Zielgruppen an. Weltweit und auch in Deutschland sind die Aromatherapie und die Aromapraxis zunehmend dabei, sich als Bestandteil der rationalen Phytotherapie in der Komplementärmedizin langfristig zu etablieren. Im anschließenden Kapitel finden Sie ein paar exemplarische aktuelle Forschungsergebnisse zur Wirkung ätherischer Öle.

Dieser Ratgeber wendet sich an Interessierte ohne Vorkenntnisse, die Aromapraxis für sich im Alltag umsetzen möchten, um z. B. besser zu entspannen oder beschwerdefreier zu leben. Auch im privaten Bereich sind die ätherischen Essenzen in der Zwischenzeit weit verbreitet. Vom angenehmen Raumduft über das pflegende Körperöl bis zur symptomlindernden Inhalation reicht das Spektrum der Anwendungen und traditionellen Hausmittel im Alltag. Heutzutage können Sie ätherische Öle aus aller Welt sehr einfach und verhältnismäßig günstig in verschiedenen Fachgeschäften vor Ort oder online erhalten.

Ein Blick auf die Geschichte verdeutlicht dem modernen und etwas verwöhnten Menschen, wie kostbar und wertvoll die duftenden Essenzen eigentlich sind und wie selten sie lange Zeit waren. Kommen Sie mit auf einen kurzen Ausflug in die Geschichte der Düfte und der Destillationskunst beginnend bei den Wurzeln der traditionellen Aromakunde. Schon seit der frühen Menschheitsgeschichte spielen Duftpflanzen eine wichtige Rolle in Alltag und Heilkunde so gut wie in allen Kulturen rund um die Welt. Noch vor der Destillation, Pressung und Extraktion zur Gewinnung von ätherischen Ölen wurden Kräuter, Hölzer und Harze verräuchert, um ihnen durch Feuer ihre Düfte zu entlocken.

In China wurde das Wissen um die Wirk- und Heilweisen von (duftenden) Pflanzen wahrscheinlich als Erstes systematisch untersucht und tradiert. Die Anfänge der traditionellen chinesischen Medizin liegen im 1. Jahrtausend unserer Zeitrechnung. Doch auch viele andere Regionen und Kulturen haben eine sehr alte Heil- und Duftpflanzentradition, wie z. B. die ganzheitliche Heilkunde der Ayurveda in Indien. Heil- und Duftpflanzen begleiten die Menschheit wahrscheinlich seit ihren Anfängen in grauer Vorzeit. Die Magie und der besondere Zauber natürlicher Düfte sind mit Sicherheit zeitlos.

Die alten Ägypter kannten bereits Destillationsverfahren und nutzten nachweislich das ätherische Öl der Zeder und anderer Pflanzen. Von ihnen übernahmen später die Griechen das Destillieren. So kam es auch nach Rom, es wurde aber auch dort nicht wesentlich weiter entwickelt. Erst ab dem 9. Jahrhundert erlebte die Destillationskunst im arabischen Raum eine neue Blütezeit. Es ist außerdem überliefert, dass die deutsche Äbtissin Hildegard von Bingen später im 12. Jahrhundert Lavendelöl selbst destilliert und für ihre medizinischen Zwecke verwendet haben soll. Im 13. Jahrhundert wurde dann schon in größerem Umfang ätherisches Öl hergestellt.

Im 15. Jahrhundert wurden immer mehr verschiedene Pflanzen destilliert, um ätherische Öle zu erhalten, einschließlich Weihrauch, Wacholder, Rose, Salbei und Rosmarin. Paracelsus, ein bekannter Arzt und Alchimist des 15. Jahrhunderts, erforschte die Wirkung ätherischer Öle genauer und nahm sie in die Reihe seiner Heilmittel auf. Später, im 16. und 17. Jahrhundert, entwickelte sich die Parfümherstellung auf der Basis ätherischer Öle zu einer echten Kunstform. Auch hier war Frankreich in Sachen ätherischer Öle und ihrer Anwendung in der Parfümherstellung ein Pionier in Europa. Bereits im 17. Jahrhundert begann dann auch die halbindustrielle Herstellung ätherischer Öle vor allem für die Herstellung von Parfüm. Ab den 1820-er Jahren wurde die Wasserdampfdestillation in Industrie und Laboratorien eingesetzt, aus der sich die modernen Verfahren entwickelten.

Die Verwendung von Düften und ätherischen Ölen für Gesundheit, Wohlbefinden und Schönheit hat also sehr alte Traditionen weltweit, die in vielen Aspekten nun auch von der modernen Wissenschaft bestätigt werden können. Wie Sie dieses alte Wissen und die modernen Erkenntnisse der Aromatherapie bzw. Aromapraxis in Ihrem Alltag nutzen können, erfahren Sie in den folgenden Kapiteln. Zunächst können Sie aber im letzten kurzen Abschnitt dieses Kapitels noch einen Eindruck davon gewinnen, wie die komplexen natürlichen Wirkstoffe ätherischer Öle wissenschaftlich nachgewiesen sogar mit hochpotenten pharmazeutischen Wirkstoffen konkurrieren können.

AKTUELLE
FORSCHUNGSERGEBNISSE

International liegen zahlreiche wissenschaftliche Studien über den Nachweis der Wirkungszusammenhänge von ätherischen Ölen auf den menschlichen Organismus vor. Um Ihnen einen kleinen ersten Eindruck vom Forschungsstand zur Wirkung von ätherischen Ölen zu geben, hier eine Auswahl an aktuellen wissenschaftlichen Ergebnissen:

Prof. Dr. Jürgen Reichling von der Universität Heidelberg konnte nachweisen, dass einige ätherische Öle der Myrtenfamilie eine antivirale Wirkung haben und deutliche Effekte zur Verkürzung von Herpes simplex-Episoden zeigen (Reichling 2006).

An der Universität Kiel hat Prof. Dr. Hartmut Göbel die Wirkstoffe Paracetamol und ASS mit 10-prozentig verdünntem Pfefferminzöl zur Behandlung von Spannungskopfschmerzen verglichen. Er kam zu dem Ergebnis, dass bei diesen Symptomen das ätherische Öl fast immer genau so wirksam wie die chemischen Wirkstoffe ist (Göbel & al.1998).

In einer Vergleichsstudie konnte eine ähnlich stark schmerzlindernde Wirkung des ätherischen Lorbeer-Öls wie nach der Verabreichung eines Morphinpräparates nachgewiesen werden. Die

Verabreichung von Lorbeer-Öl bei rheumatischen Erkrankungen wurde wegen des zugleich entzündungshemmenden Effektes bestätigt und empfohlen (Sayyah & al. 2003).

Wie verwende ich ätherische Öle?

1001 ANWENDUNG – EIN ÜBERBLICK

So, nun nähern Sie sich in großen Schritten der praktischen Umsetzung. Sie dürfen sich freuen, denn es erwarten Sie jede Menge Informationen und Inspirationen für Ihre persönliche Aromapraxis für Gesundheit, Entspannung und Schönheit. Sie werden sehen, dass es in den meisten Fällen wirklich einfach und unkompliziert ist, die gesundheitsfördernden und pflegenden Wirkstoffe der zahlreichen zur Verfügung stehenden ätherische Öle im individuellen Alltag zu nutzen.

Das Verdunsten, Verdampfen oder Vernebeln von ätherischen Ölen gehört zu den unkompliziertesten Anwendungen der Aromatherapie. Dabei stehen Ihnen Varianten mit unterschiedlicher Intensität zur Verfügung. Sehr sanft und langsam geben z. B. Duftsteine, die mit Öl beträufelt wurden, ihre Duftstoffe an den Raum ab. Sie sind geeignet für kleine Bereiche, wie Speisekammern oder Schränke. Stärker im Effekt und in der Wirkung sind Duftlampen, egal, ob klassisch mit Kerze oder elektrisch betrieben.

Verdunsten, Verdampfen und Vernebeln

Duftlampen mit Kerze: einfache Anwendung in Räumen. Verdunstung durch Wärme. Vorsicht: Brandgefahr.

Elektrische Duftlampen: einfache Anwendung in Räumen. Verdunstung durch Wärme.

Duft-Vernebler: einfache Anwendung in Räumen. Vernebeln durch Ultraschall.

Inhalation: gezieltes Einatmen von Wasserdampf mit ätherischen Ölen

Duftsteine: Öl auf ein poröses Material tropfen. Verteilt sich langsam in kleinen Räumen.

Riechfläschchen: Praktisch für unterwegs. Salz mit Öl beträufeln und in eine kleine Flasche abfüllen.

Sie können sehr kostengünstig eine mit Wasser be-
füllte Aromalampe mit Teelicht verwenden. Durch
die Kerze entsteht recht schnell eine große Hitze und
ätherische Öle sind in der Regel leicht entflammbar,
daher muss unbedingt auf einen sicheren Standort
der Lampe und auf eine feuerfeste, stabile Grundlage
geachtet werden. Es versteht sich von selbst, dass
solche Duftlampen nicht unbeaufsichtigt brennen
dürfen, da sonst Brandgefahr besteht.

Moderne Duftvernebler sind elektrisch betrieben und benötigen daher eine Steckdose, aber keine
brennende Kerze. Bei der Aromatherapie für Kinder
bietet sich diese Variante ohne offenes Feuer besonders an. Duft- oder Aroma-Vernebler finden Sie im
Handel auch unter den Bezeichnungen Diffuser, Ult-
raschall-Diffuser oder Ultraschall-Zerstäuber. Diese
Geräte basieren auf dem Prinzip der Kaltverneblung,
der durch eine eingebaute Ultraschalleinheit erzeugt
wird.

So wird das Wasser mit den ätherischen Ölen in
sehr kleine Tropfen zerteilt, die dann durch einen
Ventilator als Nebel im Raum verteilt werden.
Gleichzeitig wirkt dieses Duftgerät auch als Luftbefeuchter, kann aber einen echten Luftbefeuchter lei-
der nicht ersetzen. Für sehr trockene und zentralge-
heizte Räume sind sie aber immer eine sinnvolle

Ergänzung. Nicht zu verwechseln sind Ultraschall-Vernebler mit elektrischen Duftlampen, die wie die klassischen Duftlampen auf dem Prinzip der Wärmeverdunstung basieren. Hier wird das Wasser mit dem ätherischen Öl statt mit einer Kerze durch eine Heizspirale erwärmt und verdampft.

Beide Gerätevarianten ermöglichen es Ihnen ohne viel Aufwand, einen Raum sanft mit einem passenden Duft Ihrer Wahl zu erfüllen. Seien Sie bei dieser Anwendungsform gerade am Anfang besonders sparsam mit der Dosierung, denn mit der Zeit intensiviert sich der Duft der Öle. Beginnen Sie beim Testen neuer Öle am besten immer mit ein oder zwei Tropfen und beobachten Sie, ob Ihnen die Duftintensität angenehm ist. Nehmen Sie sich Zeit für Ihre ätherischen Öle. Aromatherapeutische Anwendungen sollten immer mit Ruhe und besonders achtsam ausgeführt werden, denn so können sie Ihre pflegende und wohltuende Wirkung voll entfalten.

Wasser, Alkohol und fette Basisöle sind die Grundlage für eine Vielzahl weiterer aromapraktischer Verfahren zur Nutzung ätherischer Essenzen. Dazu gehören u. a. Raumsprays und auch Kosmetika wie Körpersprays oder Massageöle. Auch hier stehen Ihnen unzählige Möglichkeiten zur Verfügung, Ihr Wohlbefinden zu steigern und Ihren Alltag noch angenehmer und sinnlicher zu gestalten. Individuelle Sprays und Öle bieten Ihnen beinahe unbegrenzte Möglichkeiten, denn Sie können Sie ganz nach Ihren persönlichen Bedürfnissen maßschneidern.

Im Gegensatz zu fertig gekauften Kosmetikprodukten wissen Sie bei Ihrer selbst gemachten Naturkosmetik immer ganz genau, welche Inhaltsstoffe enthalten sind und welche nicht. Fangen Sie z. B. mit einem vielseitig einsetzbaren fetten Trägeröl wie Mandelöl an und mischen Sie ein oder zwei Tropfen Ihres pflegenden Lieblingsduftes, wie Rosengeranie oder Lavendel, dazu und gönnen Sie sich selbst zwischendurch einmal eine kleine Fuß-, Hand- oder Bauchmassage. So einfach können Sie Aromatherapie bzw. Aromapraxis für sich umsetzen und Ihre Lieblingsdüfte besser kennenlernen.

Sprays und Körperöle

Raumsprays: Sprüh-Produkt aus Wasser, Alkohol und ätherischem Öl.

Körpersprays: Duftende Pflege zum Sprühen aus Hydrolaten und ätherischen Ölen.

Körperöle: Körperpflege mit fetten Ölen und ätherischen Ölen.

Massageöle: Fettes Basisöl mit ätherischem Öl zur Entspannung oder Linderung von Beschwerden.

Ein duftendes Vollbad zur Entspannung oder ein linderndes Erkältungsbad im Winter haben wahrscheinlich schon sehr viele Menschen genossen, auch wenn sie sich nie mit Aromatherapie beschäftigt haben. Voll- und auch Teilbäder sind eine traditionelle und etablierte Behandlung für viele verschiedene Beschwerden. Auch Entspannungsbäder sind sehr verbreitet und beliebt.

In Zukunft können Sie mit Ihrem neu erworbenen Wissen auch auf fertige Badezusätze mit unnötigen Inhaltsstoffen verzichten und die Duft- und Pflegefaktoren jedes Bades ganz individuell nach Ihren Bedürfnisse und Vorlieben gestalten. Gönnen Sie sich doch als Erstes gleich ein Fußbad mit entspannendem Lavendel oder verwöhnender Vanille.

Mit ätherischen Ölen baden

Badezusätze: z. B. mit den Trägersubstanzen Meersalz und Öl.

Vollbäder: klassische Aroma-Anwendung. Vorsicht: Kreislauf- und Hautirritationen möglich.

Teilbäder: dazu zählen u. a Fußbäder und Handbäder.

Waschungen: Wasser mit ätherischen Ölen wird mit einem Tuch auf die Haut aufgebracht.

Im Praxisteil erfahren Sie, wie schnell und einfach Sie ein wohltuendes und hautpflegendes Badesalz zusammenstellen können. Die Wärmeentwicklung in einem Vollbad ist groß und verstärkt die Wirkung der ätherischen Essenzen, deshalb sollten Sie vor allem Öle, die leicht zu Hautirritationen führen, sehr sparsam dosieren. Dazu zählen u. a. alle Öle aus der Gruppe der Zitrusdüfte. Ihr Duft ist so intensiv, dass 1-2 Tropfen als Ergänzung einer Mischung bereits ein deutliches Aroma verbreiten.

Empfindliche Personen sollten z. B. auch bei der Latschenkiefer immer Vorsicht walten lassen. In den Pflanzenporträts finden Sie weitere Hinweise zum Baden mit ätherischen Ölen. Wenn Sie Ihr Bad mit Klassikern wie Lavendel, Vanille oder Rosengeranie parfümieren, erhalten Sie zusätzlich zum Duft z. B.

viele pflegende Substanzen, die Ihre Haut verwöhnen. Es gibt viele verschiedene Gründe, ein wohltuendes Bad zu genießen, also lassen Sie sich inspirieren und verwöhnen Sie sich mit einem herrlich duftenden Aroma-Bad.

Düfte für den Haushalt
Wäscheduft: unparfümierte Basis-Waschmittel mit ätherischen Ölen.
Reinigungsmittel: unparfümierte Basis-Reinigungsmittel mit ätherischen Ölen.
Dekorative Duftspender: Potpourri, offen oder in kleinen Stoffbeuteln.

Mit dem aromapraktischen Wissen aus diesem Buch können Sie Ihren Haushalt noch schöner, duftender und nachhaltiger gestalten, ohne viel Aufwand und ganz bestimmt mit sehr viel Vergnügen. Behagliche Räume, duftende Wäsche, ein Aromakick beim Putzen und ein Gaumenschmaus beim Essen – all das können ätherische Öle Ihnen im Alltag auch noch bieten. Probieren Sie es aus und lassen Sie sich überzeugen, wie kreativ und genussvoll der Umgang mit ätherischen Ölen sein kann!

Aromen in der Küche

Kochen: Aromatisierung von Speisen und Desserts.

Backen: Verfeinern von Broten, Kuchen und Gebäck.

Getränke: Abrundung von Heiß- und Kaltgetränken

Tipp: Vanille und Orange sollten in keiner Küche fehlen.

Wie Sie sehen, sind die Anwendungsmöglichkeiten ätherischer Öle tatsächlich erstaunlich vielfältig. Nur wenige Menschen dürften bei so viel nützlicher und angenehmer Aromapraxis nicht mindestens eine passende Aroma-Ergänzung für das eigene Leben finden.

DAS SOLLTEN SIE VORHER WISSEN!

Wenn Sie ein ätherisches Öl kaufen und verwenden, sollten Sie folgende Hinweise beachten, um sicherzugehen, dass Sie ein hochwertiges Öl erhalten und dieses auch sicher anwenden. Es ist wichtig, zu wissen, dass die Bezeichnung "echtes ätherisches Öl" nicht geschützt ist und keine Qualitätsgarantie bietet. Folgende Herstellerangaben sollten auf der Verpackung eines ätherischen Öls angegeben sein:

Checkliste Qualität
100 % reines ätherisches Öl
Lateinischer und deutscher Name der Herkunftspflanze
Angabe zum verwendeten Pflanzenteil
Gewinnungsverfahren (bei Extraktionen das Lösungsmittel)
Anbau (kontrolliert-biologisch, Wildsammlung oder konventionell)
Herkunftsland, Chargennummer, Füllmenge (in ml oder g)
Angaben zur Rückstandskontrolle
Ggf. Trägeröle in % (z. B. bei Neroli)

Generell sollten Sie ätherische Öle nicht unverdünnt anwenden, da dies Hautreizungen verursachen kann. Allgemein gilt, dass Düfte immer vorsichtig dosiert werden müssen. Es reichen meistens schon wenige Tropfen, um ein optimales Dufterlebnis zu erhalten. Bei der ganzen Gruppe der Zitrusdüfte beachten Sie bitte, dass bei direkter Sonneneinstrahlung, großer Wärme oder hoher Konzentration Irritationen, Reizungen oder phototoxische Reaktionen der Haut auftreten können. Daher diese Öle nicht bei direkter Sonne auftragen oder in hoher Konzentration in heißen Bädern verwenden. Wenn Sie diesen Hinweisen folgen, werden Sie großes Vergnügen mit den frischen Zitrusdüften haben.

Alle beschriebenen ätherischen Öle eignen sich für die Duftlampe oder den Duftvernebler. Das ist gerade für den Alltag eine einfache und wirkungsvolle Form der Aromatherapie. Als Trägersubstanz für kosmetische oder gesundheitsfördernde Anwendungen der feinen ätherischen Öle eignen sich u. a. fette Öle wie Mandel- oder Jojobaöl oder auch Meersalz für Badezusätze. Ätherische Öle sind nicht für die innere Einnahme gedacht. Einige Ausnahmen, wie Vanille oder Lavendel, finden auch einmal in der Küche, aber nie unverdünnt Verwendung. Ätherische Öle sollten Sie immer kindersicher, kühl, aber nicht im Kühlschrank lagern.

Empfindliche und allergische Personen sollten vor der Verwendung ätherischer Öle in Körper- und Badeprodukten auf jeden Fall einen Verträglichkeitstest machen. Dazu geben Sie einen Tropfen des ätherischen Öls in etwas fettes Basisöl und tragen dies punktuell in der Armbeuge auf. Treten keine Irritationen auf, können Sie das Öl in niedriger Dosierung auch in Körperprodukten nutzen.

Treten Hautirritationen oder allergische Reaktionen auf, wenden Sie sich ggf. bitte an Arzt oder Apotheker und setzen Sie das Öl nicht für körpernahe Anwendungen ein. Sollte ätherisches Öl in die Augen geraten, spülen Sie sofort mit lauwarmem Wasser aus. Bei versehentlichem Verschlucken von unverdünntem oder zu hoch konzentriertem ätherischem Öl kontaktieren Sie umgehend den Rettungsdienst und führen Sie kein Erbrechen herbei.

Öle für die Hausapotheke

LAVENDEL

Der Lavendel ist ein altbewährtes Allround-talent unter den ätherischen Ölen und ein absolutes Muss in jeder ätherischen Hausapotheke. Wenn Sie nur ein einziges essenzielles Öl kaufen wollten oder könnten, dann sollten Sie zu Lavendel greifen, der immer wieder erstaunlich vielseitig ist. Unterschieden werden Lavendel fein, der aus Feldanbau stammt, und Lavendel extra aus Wildsammlung. Die wilde Variante wird noch nach Höhenlage unterschieden, denn je höher und sonnendurchfluteter die Lage ist, umso komplexer und intensiver können sich die ätherischen Inhaltsstoffe der Pflanzen entwickeln.

Der echte Lavendel hat ein sehr breites Anwendungsspektrum bei körperlichen und seelischen Beschwerden. Bei kleineren Haushaltsunfällen, wie Schnittverletzungen und Verbrennungen, wirkt Lavendel antibakteriell, entzündungshemmend und hautregenerierend. Auch bei juckenden Mückenstichen verhilft er schnell zu natürlicher und nachhaltiger Linderung. Als eines der wenigen ätherischen Öle kann Lavendel in solchen Fällen unverdünnt auf die kleine betroffene Hautstelle aufgetragen werden.

Verwandt, doch nicht mit dem echten Lavendel, lat. *lavandula angustifolia*, zu verwechseln, ist Lavandin, lat. *lavandula hybrida*, ein hybrider Lavendel, der in vielen Fällen ähnlich wie echter Lavendel verwendet werden kann, doch für Kleinkinder unter 3 Jahren nicht geeignet ist. Wenn Sie ätherische Öle in Ihrem Wasch- oder Reinigungsmittel verwenden möchten, dann können Sie Lavendel jederzeit durch Lavandin ersetzen.

Wesentlich bekannter als die körperliche Anwendung ist beim Lavendel sicher die Anwendung zur Klärung und Stabilisierung der Psyche. Heutzutage wird er auch in der Schulmedizin, in Kliniken und in der Pflege als Mittel zur natürlichen Begleitbehandlung eingesetzt, z. B. bei Unruhe- und Angstzuständen. Die besondere Natur des Lavendels beruhigt, richtet auf und bringt Klärung in die Gedanken und Gefühle. Wegen seiner sanften Natur und pflegenden Eigenschaften kann Lavendel für Kinder und Erwachsene bedenkenlos in allen aromapraktischen bzw. therapeutischen Anwendungen eingesetzt werden. Der Lavendelduft ist eine echte Bereicherung für Ihre Hausapotheke. Pflegen und verwöhnen Sie Ihre ganze Familie mit diesem klassischen Duft für Körper und Seele.

Die entspannende und ausgleichende Wirkung des Lavendels können Sie z. B. als dezenten Raumduft oder als Zusatz in Badesalz oder Körperöl nutzen. Ergänzende Wärme und Zuwendung bei einem Bad oder einer Massage wirken hier besonders unterstützend. Lavendel lässt sich hervorragend mit anderen Ölen mischen und unterstützt deren Wirkung. So, nun haben Sie den ersten und sehr zentralen Baustein Ihrer eigenen ätherischen Hausapotheke kennengelernt. Doch es warten noch viele weitere erstaunliche ätherische Essenzen auf Sie.

> **Lavendel fein oder extra**
>
> lat. *lavandula angustifolia, lavandula officinalis, lavandula vera*
>
> - Herznote
> - antibakteriell, antiviral, antiseptisch
> - entzündungshemmend, pilzhemmend, juckreizstillend, krampflösend
> - beruhigend, angstlösend, aufbauend, ausgleichend
>
> Das Allroundtalent für die ganze Familie!

PFEFFERMINZE

Auch die Pfefferminze ist ein pflanzliches Heilmittel mit einer sehr langen Tradition, die bis ins Altertum reicht und sich einer weiten Verbreitung rund um den Globus erfreut. Unter den vielen Minze-Arten ist die echte Pfefferminze, lat. mentha piperita, die bekannteste und beliebteste. Sie wird auch bevorzugt in der Aromatherapie verwendet.

Bei Spannungskopfschmerzen und Migräne wirkt die Pfefferminze sehr effektiv schmerzstillend, wozu es bereits eindeutige wissenschaftliche Untersuchungen gibt. Außerdem ist sie als Verdauungstonikum bewährt, das den Stoffwechsel in Schwung bringt und die Galle anregt. Eine sanfte Unterbauchmassage mit Pfefferminz-Massageöl und schluckweises Trinken von Pfefferminztee können bei Verdauungsbeschwerden geradezu Wunder wirken.

Pfefferminze fördert die Konzentration, macht frisch und wach. In und nach Stresssituationen, wie z. B. Jetlag oder Prüfungen, ist das ätherische Öl der Minze bereits als einzelner Tropfen auf einem Taschentuch eine erfrischende Wohltat für Körper und Geist.

Sie können sich für unterwegs auch den Minze-Kick in eine Riechflasche füllen. Sie brauchen eine kleine Flasche mit Schraubverschluss, etwas Meersalz und ein paar Tropfen Pfefferminz-Öl. Füllen Sie Salz und Öl in die Flasche und verschließen Sie sie gut. Jetzt haben Sie Ihren schnellen Wachmacher zum Schnuppern bei Bedarf immer griffbereit.

Pfefferminze wirkt stark kühlend und ist daher für die kosmetische Verwendung in Körperölen oder Badezusätzen nicht geeignet. Für Kinder unter sechs Jahren und Schwangere ist Pfefferminze außerdem generell kontraindiziert.

Das intensive Pfefferminzöl ist eine weitere wirkkräftige Ergänzung für Ihre Hausapotheke, sollte wegen seiner Intensität jedoch stets sehr vorsichtig dosiert werden. Wenn Sie diese Hinweise beachten, wird das frische Minzöl Ihnen immer wieder schnell und sicher zu einem klaren Kopf und zu einem beschwerdefreien Bauch verhelfen.

Pfefferminze
lat. *mentha piperita*
- Kopfnote
-antibakteriell, antiviral, antiseptisch
- kühlend, krampflindernd, abwehrsteigernd
- belebend, klärend, konzentrationsfördernd, aufbauend
Nicht für Kinder unter 6 Jahren und Schwangere geeignet.
Vorsicht während einer homöopathischen Behandlung. Gilt als Antidot.

TEEBAUM

Das ätherische Öl des australischen Teebaums ist als Mittel mit großem Breitbandspektrum gegen zahlreiche Bakterien, Viren und Pilze anerkannt und gehört zu den wissenschaftlich am besten erforschten Ölen. Es wirkt stark desinfizierend und riecht auch durchaus wie Medizin. Den für viele Menschen nicht sonderlich attraktiven Duft macht das Teebaum-Öl durch seine überzeugende Wirkung vor allem im Hautpflegebereich allemal wett.

In der Hautpflege, besonders bei Akne und Pickeln, aber auch bei Fieberbläschen, Herpes oder Fußpilz ist Teebaum eine natürliche Geheimwaffe. Bei Mückenstichen können Sie alternativ zum schon genannten Lavendel auch das Teebaumöl verwenden. Wie auch den Lavendel können Sie Teebaum in solchen Fällen punktuell auch unverdünnt auftragen. Bei Läusebefall der Haare, was bei Schulkindern recht häufig vorkommt, wird traditionell gern eine Mischung aus Teebaum, Lavendel und Zeder eingesetzt.

In Sachen Duft überzeugt das ätherische Öl manche vielleicht nicht ganz so, wie die anderen vorgestellten Öle. Teebaum kann trotzdem sehr wirksam in Duftlampen, Verneblern oder Sprays zur Verbesserung und Reinigung der Raumluft eingesetzt werden.

Da Teebaum pur oder in Kombination mit anderen Ölen eine anregende und stärkende Wirkung auf die Psyche entfaltet, ist eine Anwendung als Raumduft in Krankenzimmern eine sinnvolle aromapraktische Unterstützung auf körperlicher und seelischer Ebene. Sowohl für hautpflegende Anwendungen als auch für Raumdüfte können Sie Teebaum mit Lavendel mischen, um den Duft zu verbessern und die Wirkung zu verstärken.

> **Teebaum**
>
> lat. *melaleuca alternifolia*
>
> - Herznote
> - antibakteriell, antiviral, antimykotisch, antiseptisch, antiparasitär
> - abschwellend, entzündungshemmend, juckreizlindernd
> - anregend, stärkend
>
> Das ätherische Öl bei Hautbeschwerden!

CAJEPUT

Cajeput gehört wie Teebaum zur großen Familie der Myrtengewächse und wurde im 17. Jahrhundert von den Holländern aus Asien nach Europa gebracht. Im Duft schwingt Eukalyptus mit, beide Pflanzen sind tatsächlich auch verwandt. Wie andere ätherische Öle auch gilt Cajeput als Vorläufer der Antibiotika und wird traditionell zur Behandlung von Erkältungserscheinungen angewendet, da er u. a. antiseptisch und antiviral wirkt.

Cajeput ist im Vergleich zu Pfefferminz- oder auch Eukalyptus-Öl wesentlich sanfter und hautverträglicher. Zur Anwendung bei Kindern oder älteren Menschen ist er daher die empfohlene Alternative. Cajeput eignet sich für Einreibungen, Wickel und

Inhalationen, da er schweißtreibend, wärmend und schleimlösend wirkt. In der Erkältungszeit sollte Cajeput also auf keinen Fall in Ihrer Hausapotheke fehlen.

Ein weiteres Anwendungsfeld, das nicht nur, aber auch für Sportler interessant ist, liegt in der Verwendung für speziell muskelentspannende Massageöle. In Körperölen hilft das sehr hautverträgliche und sanfte Cajeput mit seinen durchblutungsfördernden Eigenschaften, übermäßig beanspruchte Muskelpartien zu regenerieren und Schmerzen zu mildern. Viele Rezepte für Muskelkater-Öle enthalten sehr starke ätherische Öle, wie Rosmarin oder Wacholder, die Sie für alltägliche Anwendungen gegen den milden Cajeput austauschen können.

Cajeput

lat. *melaleuca leucadendron var. cajeputii*

- Kopfnote
- antibakteriell, antiviral, antiseptisch
- hustenreizmildernd, schleimlösend, schweißtreibend
- abschwellend, durchblutungsfördernd
- konzentrationsfördernd, nervenstärkend

Das sanfte Erkältungsöl für die ganze Familie!

LATSCHENKIEFER

Die Latschenkiefer wird auch Bergkiefer oder Berg-
föhre genannt und steht unter Naturschutz. Ihr
durch Wasserdampfdestillation gewonnenes ätherisches Öl stellt auch aus diesem Grund eine besondere Kostbarkeit dar. Es bleibt zu hoffen, dass die aktuellen Umweltschutzbestrebungen ausreichen, um
die Lebensräume der Latschenkiefer und mit ihr die
Lebensräume unzähliger anderer Tiere, Pflanzen
und Organismen zu retten.

Auch die Latschenkiefer hat eine lange Tradition
in der Naturheilkunde und ist ein klassischer Bestandteil des berühmten Franzbranntweins. Besonders in der kalten Jahreszeit leistet das schleimlö-
sende ätherische Öl wertvolle Dienste, um Erkäl-
tungsbeschwerden auszukurieren. Versuchen Sie es
z. B. einmal mit einer Schnupfnasen-Mischung aus
Latschenkiefer, Cajeput, Teebaum, Lavendel und einem Spritzer Zitrone. Zur Linderung von Erkältungs-
symptomen können Sie inhalieren, baden, einreiben
oder die Raumluft desinfizieren und mit Duft füllen.

Das weite Feld der Glieder- und Gelenkschmer-
zen ist ein anderes Anwendungsgebiet der durchblutungsfördernden und schmerzstillenden Latschenkiefer. Sie möchten sich ein natürliches und

pflegendes Gelenk-Öl selbst mischen? Dann versuchen Sie es doch einmal mit einer Mischung aus Latschenkiefer mit Cajeput, Lavendel und Zeder. Das frische Waldaroma des Latschenkiefer-Öls eignet sich für zahlreiche unterschiedliche Mischungen und wirkt generell gut in Verbindung mit Cajeput und Teebaum.

Empfindliche Personen sollten vor einer körperlichen Anwendung des Latschenkiefer-Öls einen Kontakttest in der Armbeuge machen, um die Verträglichkeit zu prüfen. Für Säuglinge und Kleinkinder und auch Schwangere ist die körpernahe Anwendung prinzipiell nicht empfohlen.

Latschenkiefer

lat. *pinus mugo*

- Kopfnote

- antibakteriell, antiallergisch, schleimlösend, schmerzstillend

- durchblutungsfördernd, entkrampfend, hautstoffwechselanregend

- belebend, stärkend, regenerierend

Nicht für die Anwendung bei Säuglingen geeignet!

Welche Düfte zum Entspannen?

VANILLE

Wenn es um das Thema Entspannung geht, steht das ätherische Vanille-Öl auf jeden Fall ganz oben auf der Liste der beinahe unfehlbaren Wohlfühldüfte. Ob alt oder jung, die meisten Menschen sind sich einig, dass der Duft der Vanille etwas ganz Besonderes hat. Es ist der Duft, der für viele Menschen am besten Geborgenheit und Nestwärme vermittelt.

Man denke nur an Muttis Vanillepudding oder das heiß geliebte Vanille-Eis an Ausflugstagen. Düfte haben diese besondere Eigenschaft, uns direkt in Erinnerungen und Gefühle zurückzuversetzen. Diesen Effekt nutzend, können Sie Vanilleduft gezielt zur

Entspannung und Regeneration nutzen. Die Vanille ist eine Kostbarkeit und fraglos die Königin unter den Gewürzen und Aromen. In der Küche, Kosmetik und in der psychologisch orientierten Aromatherapie gibt es unzählige Anwendungen für den wunderbar weichen und warmen Duft.

Sie ist eine ausgezeichnete Basisnote für viele unterschiedliche Duftkompositionen. Für ein tiefes Entspannungserlebnis auch in turbulenten Zeiten empfiehlt sich eine Mischung aus der Basisnote Vanille, der Herznote Neroli und der Kopfnote Bergamotte. Diese Komposition ist eine ätherische Wunderwaffe bei Stimmungstiefs. Ob als Raumduft, Badezusatz, Körperöl oder im Notfall-Riechfläschchen in der Tasche, dieser Duft baut auf und verwöhnt.

Natürlich kann entsprechendes, als Lebensmittel zugelassenes ätherisches Öl der Vanille auch ganz hervorragend zum Backen, Kochen und Verfeinern von Getränken verwendet werden. Im Praxisteil finden Sie eine Inspiration für einen köstlichen und überraschend einfachen Vanille-Kaffee. Ihrer Fantasie sind in diesem Bereich kaum Grenzen gesetzt. Auch hier sei noch einmal darauf hingewiesen, dass ätherische Öle sehr konzentrierte Substanzen sind und eine Überdosierung schnell dazu führt, dass die Speise oder das Getränk ungenießbar wird.

> **Vanille**
>
> lat. *vanilla planifolia*
>
> - Basisnote
> - hautpflegend, appetitanregend
> - beruhigend, ausgleichend, beschützend, verwöhnend
>
> Ein pflegendes Öl für die ganze Familie!
> Auch für Säuglinge geeignet.

ROSENGERANIE

Das ätherische Öl der Rosengeranie wird durch Wasserdampfdestillation aus den Blättern gewonnen, doch der Duft erinnert zart an Blüten. Für den Alltag ist die Rosengeranie eine gute und kostengünstige Alternative zum kostbaren und hochpreisigen Rosen-Öl. Rosengeranie ist ein Wohlfühlduft mit blumiger Note, der als Einzelduft oder in Kompositionen glänzt.

Für Kinder ab drei Jahren wird die Rosengeranie gern zur Milderung von Wutanfällen und später in der Pubertät zum Ausgleich von Stimmungsschwankungen verwendet. Doch auch für Erwachsene bietet der zarte Blütenduft ein besonderes Verwöhn-Erlebnis, z. B. nach einem anstrengenden Arbeitstag. Für Frauen hält die Rosengeranie außerdem wohltuende Wirkstoffe bei zyklusbedingten Beschwerden bereit.

Für Ihr persönliches Entspannungsprogramm können Sie das Öl als Raumduft, Badezusatz oder auch in einem individuellen Parfüm verwenden. Probieren Sie sich dafür z. B. an einer ausbalancierten Komposition mit Vanille oder Zeder als Basisnote und Bergamotte oder Grapefruit als Kopfnote. Für die Duftlampe können Sie die Rosengeranie in einer fröhlichen Mischung zusammen mit Orange und Zitrone oder in einer sinnlichen Mischung mit Neroli kombinieren. Eine Mischung aus Zeder und Rosengeranie hilft im Sommer, Insekten fernzuhalten.

Rosengeranie

lat. *pelargonium graveolens*
- Herznote
- antibakteriell, antimykotisch
- hautpflegend, desodorierend
- antidepressiv, ausgleichend. aufmunternd
Sehr schön in Parfüms!

NEROLI

Das ätherische Neroli-Öl wird aus den Blüten der Bitterorange gewonnen. Da sehr große Blütenmengen für das ätherische Öl verarbeitet werden müssen, gehört es zu den verhältnismäßig hochpreisigen Ölen. Da es auch eine sehr intensive Essenz ist, können Sie hier auf ein 10-prozentig verdünntes Öl zurückgreifen. Die Investition in ein gutes Neroli-Öl lohnt sich auf jeden Fall, denn es ist nicht nur ein wunderbar entspannender, blumiger Duft, sondern es kann sogar in seelischen Krisensituationen erstaunlich effektive Unterstützung bieten.

Neroli hat eine sehr beruhigende Wirkung und wird in der psychologisch ausgerichteten Aromatherapie bei Prüfungsängsten und Schockzuständen verwendet. Es ist ein bewährtes Notfall-Öl für Krisensituationen und auch sehr gut für Kinder geeignet. Für eine „Notfallbehandlung", z. B. bei einem Schock, geben Sie einen Tropfen des Öls auf ein Taschentuch. Dann direkt am Taschentuch riechen und bewusst einatmen. Bei nervösen Bauchschmerzen hilft eine sanfte Bauchmassage, z. B. mit 10 ml Mandelöl und 3 Tropfen 10-prozentigem Neroli-Öl.

Auch in der Kosmetik findet das blumige Aroma häufig Verwendung. Neroli ist ein Bestandteil des originalen „Kölnisch Wasser". Sie können den Duft der Bitterorangenblüte sehr vielseitig für Entspannung und ganzheitliches Wohlbefinden nutzen. Das ätherische Öl eignet sich z. B. für Raumdüfte, für die Verwendung in Badezusätzen, Körperölen und Parfüms. Neroli lässt sich sehr gut mischen. Versuchen Sie z. B. eine Mischung mit Lavendel, Rosengeranie oder Zeder. Für eine eigene Parfümkreation können Sie alle Zitrusdüfte sehr gut als Kopfnote kombinieren.

Neroli

lat. *citrus aurantium ssp. aurantium*
- Herznote
- antibakteriell, antiviral, antiseptisch
- fiebersenkend, krampflösend, schlaffördernd, desodorierend
- bei Schwangerschaftsübelkeit, zur Geburtsvorbereitung
- Anwendung bei Stress, psychischer Belastung, Prüfungssituationen, Schock
Neroli-Öl ist angebrochen mehrere Jahre haltbar.

BERGAMOTTE

Die Bergamotte ist im Mittelmeerraum beheimatet und bietet Ihnen eine besonders edle Variante des frischen Zitrus-Aromas. Wie auch bei anderen Zitrusfrüchten wird das ätherische Öl durch Kaltpressung der Schale gewonnen. Achten Sie deshalb auch hier auf Bio-Qualität. Entsprechend zugelassene Öle können Sie auch kulinarisch sehr gut verwenden. Wussten Sie, dass der klassische Earl Grey Tee mit Bergamotte aromatisiert wird? Und wie Neroli ist auch die Bergamotte ein Bestandteil des originalen „Kölnisch Wasser".

Die frisch-herbe Zitrusnote der Bergamotte ist in der Aromatherapie und in der Kosmetik gleichermaßen beliebt. Der Duft wirkt stimmungsaufhellend und belebend und ist auch für Rekonvaleszenten und bei saisonalen Stimmungsschwankungen eine hilfreiche Unterstützung. Neben Neroli ist Bergamotte in der psychologisch ausgerichteten Aromatherapie ein wichtiges Öl zur begleitenden Behandlung von depressiven Verstimmungen und psychischen Krisen.

Sie können das ätherische Öl der Bergamotte in vielen verschiedenen Aromapraktiken einsetzen und gut mit anderen Ölen mischen. In der Duftlampe oder im Raumspray können Sie z. B. eine Duftmischung mit der fröhlichen Grapefruit oder der sonnigen Orange ausprobieren, die sich auch gut für Kinderzimmer verwenden lässt. Vor allem bei Kompositionen mit Orange, Zitrone, Grapefruit oder auch Neroli können Sie Ihrer Experimentierlust freien Lauf lassen, denn die Aromen dieser Duftfamilie ergänzen sich ausgezeichnet.

Bei allen Anwendungen auf der Haut sind Vorsicht und eine achtsame Dosierung geboten, besonders bei empfindlicher Haut. Die Lichtempfindlichkeit der Haut wird erhöht und es besteht die Gefahr von allergischen Reaktionen. Daher nutzen Sie das Bergamotte-Öl und alle anderen Zitrusdüfte nicht bei direkter Sonneneinstrahlung auf der Haut und dosieren Sie sparsam bei heißen Bädern. Für empfindliche Personen und Allergiker ist daher vor der Verwendung auf der Haut ein Kontakttest in der Ellenbeuge empfohlen, um die Verträglichkeit zu prüfen.

> **Bergamotte**
>
> lat. *citrus aurantium ssp. bergamia*
> - Kopfnote / Herznote
> - antiseptisch, antispasmisch
> - fiebersenkend, schmerzstillend
> - hormonregulierend, desodorierend
> - entspannend, antidepressiv, sedativ
> Wohltuend für Frauen bei zyklusbedingten Beschwerden.

ZEDER

Das ätherische Öl der Zeder wurde bereits bei den alten Ägyptern verwendet, wie überlieferte Grabbeilagen und die Untersuchungen von Mumien bewiesen. Ist es nicht erstaunlich, dass schon die Menschen der Antike sich die konservierenden und desinfizierenden Eigenschaften des Zedernöls zunutze machten? Die ätherische Essenz wird in einem aufwendigen Verfahren aus den Holzspänen des Baumes gewonnen. Traditionell wird die Zeder bei Nervenschmerzen und stressbedingten Beschwerden verwendet.

Den warmen, holzigen Duft des Zedernöls können Sie sehr gut als Basisnote für viele verschiedene Duftkompositionen verwenden. Damit ist die Zeder auch im Alltag ideal für einen entspannenden und ausgleichenden Raumduft. Die beruhigende und stärkende Qualität der Zeder macht sie außerdem zu einem passenden Raumduft für Entspannungsübungen, Meditationen und schlaffördernde Mischungen.

In der psychologisch ausgerichteten Aromatherapie wird das ätherische Öl auch in Umstellungs- und Krisenphasen eingesetzt, denn es hilft, Spannungen zu lösen und Aggressionen abzubauen. Zeder eignet sich besonders für Duftmischungen mit Orange, Neroli, Lavendel oder Bergamotte. Den Zedernduft können Sie außerdem zur Abwehr von Insekten und besonders auch von Motten in Küche und im Kleiderschrank einsetzen.

Zeder

lat. *cedrus atlantica, c. libani*

- Basisnote
- antiallergisch, entzündungshemmend
- blutdrucksenkend, schmerzstillend, insektenabwehrend
- beruhigend, angstlösend, aufrichtend

Achten Sie beim Kauf auf die Bezeichnung „Atlas-Zeder, *cedrus atlantica*".

Welche Düfte zum munter machen?

LEMONGRASS

Wenn Sie einen Duft suchen, der Sie wach und kreativ macht, dann versuchen Sie es unbedingt mit dem mitreißenden Aroma von Lemongrass, das jeden Raumduft zu einem echten Frische-Erlebnis macht. Lemongrass gehört zur Familie der tropischen Süßgräser. Es hat in Indien eine lange Tradition, wo es wegen seiner antiseptischen, desinfizierenden und anregenden Wirkung in der klassischen Naturheilkunde bei Infekten, Verdauungsbeschwerden und zur Geburtsvorbereitung verwendet wird.

Da Lemongrass auch stark desinfizierend wirkt, eignet sich das ätherische Öl aus verschiedenen

Gründen gut für Raumdüfte. Es ist ein effektiv wirkender Bestandteil von zahlreichen Aromamischungen für die Konzentration und für das Lernen. Das ätherische Öl enthält u. a. stoffwechselfördernde Inhaltsstoffe, die bei Erschöpfung und Lethargie helfen, neue Kraft zu schöpfen.

Versuchen Sie z. B. eine Mischung aus Lemongrass, Latschenkiefer und Orange für eine anregende Lernatmosphäre. Vor Prüfungen sollten Sie einen Mix aus Lemongrass, Orange und Neroli anwenden, der für entspannte Konzentration sorgt. Außerdem vertreibt der Lemongrass-Duft im Sommer lästige Mücken. Wie einfach es ist, ein eigenes Lemongrass-Raumspray herzustellen, erfahren Sie im Praxisteil dieses Buches.

Lemongrass gehört zu den ätherischen Ölen, die besonders vorsichtig dosiert werden sollten und in manchen Fällen kontraindiziert sind. Da die Inhaltsstoffe Wehen auslösen können, sollten Schwangere Lemongrass gar nicht oder sehr gering dosiert anwenden.

Auch bei Kindern ist eine niedrige Dosierung zu beachten. Bei der Überdosierung von Raumdüften können Kopfschmerzen auftreten. Empfindliche Personen sollten vor der Verwendung auf der Haut einen Kontaktest in der Ellenbeuge machen, um die

Verträglichkeit des Öls vorab zu testen.

Lemongrass

lat. *cymbopogon flexuosos*

- Kopfnote
- antibakteriell, antiviral, antiseptisch, stark desinfizierend
- desodorierend, immunstärkend, insektenabwehrend
- sehr anregend, konzentrationsfördernd

Vorsicht in der Schwangerschaft, kann Wehen auslösen!

ZITRONE

Die Zitrone stammt wie alle Zitruspflanzen ursprünglich aus China und wächst heute im Mittelmeerraum. Als ätherischer Raumduft fördert der herrlich fruchtig-frische Duft die Konzentration und verbessert sogar Prüfungsergebnisse, wie in amerikanischen Untersuchungen festgestellt wurde. Das ätherische Öl wird durch Kaltpressung der Schale gewonnen, daher achten Sie beim Kauf auf kontrollierte Bio-Qualität.

Wie Lemongrass ist auch die Zitrone sehr vielfältig in konzentrationsfördernden Aroma-

Mischungen für Lern- und Prüfungssituationen verwendbar. Durch seine antiviralen und antibakteriellen Eigenschaften hilft das ätherische Öl außerdem, die Raumluft zu reinigen. Wegen der appetitanregenden und nervenberuhigenden Eigenschaften können Sie den Zitronenduft auch im salzgefüllten Riechfläschchen unterwegs bei Reiseübelkeit einsetzen.

Ein bewährter Motivationsduft für Schulkinder besteht aus der fröhlichen Zitrone und dem ausgleichenden Lavendel. Eine potente Konzentrationsmischung für Erwachsene können Sie ganz einfach aus Zitrone und Pfefferminze mischen. Oder testen Sie eine Gute-Laune-Mischung für die ganze Familie aus Zitrone und Orange.

In der Kosmetik ist die Zitrone auch sehr beliebt, z. B. in Deodorants, Massageölen und Cellulite-Hautölen zur Stärkung der Haut und des Bindegewebes. In Badezusätzen und Körperölen sollten Sie Zitrone immer sparsam als frische Kopfnote einsetzen. Bei Sonneneinstrahlung kann Zitronen-Öl sogenannte phototoxische Hautreaktionen auslösen und sollte daher nie vor dem Sonnenbaden oder Solarium auf der Haut verwendet werden. Beachten Sie auch, dass heiße Bäder die Wirkung von ätherischen Ölen verstärken.

> **Zitrone**
> lat. *citrus limon*
> - Kopfnote
> - stark antibakteriell, antiseptisch, antiparasitär
> - immunstimulierend, fiebersenkend
> - desodorierend, reduziert Fußschweiß
> - stimmungsaufhellend, konzentrations- und kreativitätsfördernd
> Das Öl hat angebrochen eine Haltbarkeit von ca. 6 Monaten.

ORANGE

Die Orange stammt wie die Zitrone ursprünglich aus China und hat in der traditionellen chinesischen Medizin eine große Bedeutung. Wie auch das Lavendel-Öl ist es ein weltweit beliebtes und häufig verwendetes Öl für die ganze Familie. Auch dieses Zitrusöl wird durch Kaltpressung der Schale gewonnen, daher achten Sie auch hier im Sinne Ihrer Gesundheit auf hochwertige Bio-Qualität.

Die Orange gehört zu den echten Gute-Laune-Düften und kann sehr gut als Raumduft zur Verbesserung der Lernatmosphäre und zur Senkung des Stressniveaus verwendet werden. Ihre antiseptischen und antibakteriellen Eigenschaften reinigen zusätzlich die Raumluft. Die Orange gilt als Nerventonikum und hilft z. B. in der Duftlampe auch Kindern mit Aufmerksamkeitsdefiziten, Ihre Hausaufgaben einfacher und fröhlicher zu erledigen.

Wie alle Zitrusdüfte lässt sich auch die Orange hervorragend mit anderen Düften kombinieren. Sie bringt eine fruchtige Note in Parfüms und Bäder und bereichert unzählige Wohlfühl- und Lernmischungen. Versuchen Sie doch z. B. das Duo aus Orange und Zitrone für Sommergefühl pur. Für Prüfungen und andere stressige Situationen hat sich eine beruhigende Komposition aus Orange, Neroli und Zeder bewährt. Einen auch für Kinder sehr verträglichen Raumduft für die Schnupfnasenzeit können Sie aus Orange, Zitrone und Cajeput zusammenstellen.

Bei empfindlicher Haut sollten Sie vor der Verwendung auf der Haut einen Kontakttest zur Bestätigung der Verträglichkeit machen. Auch in Verbindung mit heißem Wasser in Bädern kann es zu Hautirritationen kommen. Vermeiden Sie auch bei diesem Öl direkte Sonneneinstrahlung nach Gebrauch auf der Haut.

> **Orange**
>
> lat. *citrus sinensis*
> - Kopfnote
> - antiseptisch, antibakteriell, entzündungshemmend
> - durchblutungsfördernd, krampflösend, gewebe-
> stärkend
> - belebend, aufhellend, ausgleichend, angstlösend
> Das Öl hat angebrochen eine Haltbarkeit von ca. 12
> Monaten.

GRAPEFRUIT

Die Grapefruit ist eine weitere Duftpflanze aus der Familie der Zitruspflanzen, die sich in der Aromatherapie großer Beliebtheit erfreut. Viele beschreiben den fruchtig-herben Duft des Grapefruit-Öls als geradezu euphorisierend. So gut wie niemand kann sich der aufmunternden und beschwingenden Wirkung dieses Duftes entziehen. Probieren Sie es aus! Dieser Duft überzeugt bestimmt auch Sie.

Ob als Raumduft oder in Kosmetika, auch hier ist die Anwendung vielfältig. Grapefruit ist ein Duft für die ganze Familie und lässt sich sehr gut mit vielen anderen Düften mischen. Für Mixturen eignen sich alle Zitrusdüfte und auch Lavendel, Rosengeranie, Neroli oder Zeder. Für eine heitere Atmosphäre zuhause oder am Arbeitsplatz ist Grapefruit immer eine sichere Wahl. Die anregende und auflockernde Wirkung des Grapefruit-Duftes unterstützt als Raumduft z. B. auch kreative Gruppenarbeit von Kindern und Erwachsenen.

Verwöhnen Sie sich z. B. mit einem inspirierenden Parfüm aus Grapefruit als fruchtig-herbe Kopfnote, Neroli als balsamische Herznote und Zeder als holzig-warme Basisnote. Mischen Sie Grapefruit mit Rosengeranie für einen beschwingten Raumduft mit blumig-herber Note. Eine sonnige Trost-Mischung für Groß und Klein können Sie bei Bedarf ganz einfach aus Grapefruit und Zeder zaubern. Als Raumduft überzeugt die Grapefruit mit ihrem vollen Aroma, aber auch immer wieder als Solist.

Wie bei allen Zitrusdüften ist bei empfindlicher Haut Vorsicht geboten und im Zweifelsfall vorab ein Test in der Ellenbeuge zu machen. Kosmetika mit Grapefruit-Öl sollten Sie nicht direkter Sonneneinstrahlung aussetzen. In Badezusätzen können durch die zusätzliche Wärme Hautirritationen hervorgerufen werden. Da es sich auch hier um ein aus der Schale gepresstes Öl handelt, sollten Sie beim Einkauf auf kontrollierte Qualität achten.

> **Grapefruit**
>
> lat. *citrus paradise*
>
> - Kopfnote
> - antiseptisch, antispasmisch
> - adstringierend, tonisierend
> - stimmungsaufhellend, aufheiternd, anregend
>
> Das Gute-Laune-Öl für die ganze Familie!

ZIRBELKIEFER

Die Zirbelkiefer, auch Arbe, Arve oder Zirbe genannt, gehört zur Familie der Kieferngewächse und wächst in hohen Lagen unter harten klimatischen Bedingungen. Der Duft des aus Wasserdampfdestillation der Zweige gewonnenen Öls ist frisch-holzig. In der Alpenregion wird die Zirbelkiefer traditionell bei rheumatischen Beschwerden, Muskelschmerzen und Erkältungen in Einreibungen und Bädern eingesetzt.

Als Raumduft wirkt das ätherische Öl der Zirbelkiefer mit seinen antibakteriellen Eigenschaften luftreinigend und es ist für Kinder und auch für viele Asthmatiker gut verträglich. Um entspannte und kreative Lern- und Gesprächssituationen mit einem Duft zu unterstützen, können Sie z. B. die frisch-holzige Zirbelkiefer mit der fruchtigen Zitrone kombinieren. Möchten Sie den ausgleichenden Effekt der Zirbelkiefer verstärken, dann geben Sie zusätzlich noch etwas Lavendel-Öl hinzu.

In der Erkältungszeit können Sie sich die schleimlösenden und antiseptischen Wirkstoffe des ätherischen Öls als Raumduft oder in einer Inhalation zunutze machen. Durch ihre klärenden und ausgleichenden Eigenschaften eignet sich die Zirbelkiefer auch sehr gut zur Verbesserung der Raumluft in Krankenzimmern. Lavendel ist auch in dieser Anwendung eine gute Ergänzung. Außerdem ist der Duft der Zirbelkiefer im Sauna-Aufguss ein beliebter Duft-Klassiker.

Zirbelkiefer
lat. *pinus cembra*
- Kopfnote / Herznote
- antibakteriell, schleimlösend
- durchblutungsfördernd, schmerzlindernd
- klärend, ausgleichend
Ein Duft für die ganze Familie!

Nun kennen Sie 15 höchst wirkungsvolle ätherische Öle, die Sie nach Ihren Vorlieben und persönlichen Bedürfnissen in unzähligen aromapraktischen Anwendungen ausprobieren können. Wie Sie ein Parfüm, einen Badezusatz oder ein Raumspray selbst herstellen, erfahren Sie im nächsten Kapitel.

DIY – Kosmetik & mehr

WIE KREIERE ICH MEIN EIGENES PARFÜM?

Nun sind Sie im Do-It-Yourself-Kapitel dieses Leitfadens angekommen und können sofort mit Ihren eigenen Duft-Kompositionen beginnen. Im Kontext der Parfümherstellung wird die Einteilung einer Duftkomposition in Kopf-, Herz- und Basisnote verwendet. Jedes ätherische Öl lässt sich mehr oder weniger eindeutig einer dieser Kategorien zuordnen.

Sie müssen dieses Schema nicht bei jeder Mischung zwingend anwenden, doch in vielen Fällen kann es besonders für Anfänger sehr hilfreich sein. Versuchen Sie sich ruhig an einem exklusiven und ganz persönlichen Parfüm. Erschaffen Sie Ihren ganz eigenen unverwechselbaren Duft.

Überblick zur Parfüm-Kreation

Kopfnote: frische, fruchtige Düfte; entfaltet sich zuerst.

Herznote: blumige, krautige Düfte; entfaltet sich langsamer.

Basisnote: balsamische, holzige Düfte; entfaltet sich zuletzt.

Die in diesem Buch vorgestellten ätherischen Öle lassen sich wie folgt in das Dreier-Schema der Parfümeure einordnen: Frische, flüchtige Kopfnoten sind Bergamotte, Cajeput, Grapefruit, Latschenkiefer, Lemongrass, Orange, Pfefferminze, Zirbelkiefer und Zitrone. Diese Öle sind meistens klar bis gelblich und haben eine Haltbarkeit von durchschnittlich einem Jahr. Blumige oder würzige Herznoten sind Lavendel, Neroli, Rosengeranie und Teebaum.

Die Farbe dieser Öle kann von klar bis rötlich variieren und ihre Haltbarkeit kann ein bis mehrere Jahre betragen. Erdige und holzige Basisnoten sind Vanille und Zeder. Diese Öle können gelb bis dunkelbraun und oft sehr zähflüssig sein. Ihre Haltbarkeit beträgt in der Regel mindestens mehrere bis sehr viele Jahre.

> **Ihre Aroma-Apotheke im Überblick**
> **Kopfnoten:** Bergamotte, Cajeput, Grapefruit, Latschenkiefer,
> Lemongrass, Orange, Pfefferminze, Zirbelkiefer, Zitrone.
> **Herznoten:** Lavendel, Neroli, Rosengeranie, Teebaum.
> **Basisnoten:** Vanille, Zeder.

Bevor Sie mit dem Mischen und Rühren Ihrer duftenden Kosmetik und Haushaltsmittel beginnen, gibt es vorab ein paar allgemeine Hinweise, damit Sie sicher und hygienisch arbeiten können. Hygiene ist beim Umgang mit Kosmetik oder Lebensmitteln immer oberstes Gebot, um ein Ergebnis zu erhalten, das bedenkenlos aufgetragen oder gegessen werden kann.

Versichern Sie sich, dass Ihr Arbeitsplatz, alle notwendigen Geräte und Gefäße sauber und einsatzbereit sind. Verwenden Sie nie die Finger zum Rühren oder Entnehmen, sondern immer einen Löffel oder Spatel. So vermeiden Sie Verunreinigungen, die im schlimmsten Fall gesundheitsschädlich sein können. Mit dieser kurzen Checkliste sind Sie mit dem wichtigsten Praxis-Wissen ausgestattet für Ihr erstes, ganz individuelles Parfüm und für viele weitere duftende und nachhaltige Aroma-Projekte.

Bevor Sie starten:

Schaffen Sie sich Platz für Ihr Vorhaben.

Sorgen Sie für einen sauberen Arbeitsplatz.

Desinfizieren Sie Arbeitsgeräte, Arbeitsplatte und Geräte.

Entnehmen/Rühren Sie Kosmetik immer mit einem Löffel.

Verwenden Sie abgekochtes oder destilliertes Wasser.

Achten Sie auf die Haltbarkeit der Basisrohstoffe.

Die Rezeptsammlung in diesem Buch ist konsequent auf eine übersichtliche Zutatenliste und einfache Handhabung fokussiert und steigert sich im Schwierigkeitsgrad nur wenig. Sie können bedenkenlos eine beliebige Anleitung auswählen und diese als erstes Projekt umsetzen.

Alle Rezepte sind für absolute Anfänger im Bereich selbst gemachter Naturkosmetik geeignet und können unter Anleitung mit Kindern durchgeführt werden. Die Basisrohstoffe, abgesehen von den ätherischen Ölen, erhalten Sie oft schon im

Lebensmittelhandel, wie z. B. Meersalz oder Natron. Alle anderen angegebenen Zutaten finden Sie in der Apotheke, im gut sortierten Kosmetik-Fachhandel oder in Reformhäusern.

Sie haben bereits erfahren, dass sich eine ausgewogene Parfümkomposition in der Regel aus einer Kopf-, Herz- und Basisnote zusammensetzt. Zu welcher Kategorie die im Buch vorgestellten Düfte gehören, können Sie dem Überblick in diesem Kapitel oder den jeweiligen Steckbriefen der einzelnen Duftporträts entnehmen. Oft ist diese Information auch auf der Verpackung der Öle angegeben. Beim Einkauf von ätherischen Ölen gilt es, aus vielen Gründen besonders genau die Herstellerangaben zu studieren. Sie werden viel erfahren und sich schon bald sehr gut auskennen in der wunderbaren Welt der ätherischen Öle.

Sie starten nun endlich in Ihr erstes Duftabenteuer! Für ein persönliches Parfüm brauchen Sie lediglich ein fettes Basisöl als Trägersubstanz und das ätherische Öl Ihrer Wahl. Das fette Basisöl und das ätherische Öl in eine möglichst dunkle Flasche füllen und vor dem ersten Gebrauch verschlossen, dunkel und kühl reifen lassen, damit sich alle Duftkomponenten entfalten und vermischen können.

> **DIY-Parfüm**
> 10 ml Jojobaöl
> 5 Tropfen ätherisches Öl

Jojobaöl, das eigentlich ein Wachs und kein Öl ist, hat eine lange Haltbarkeit und bietet sich deshalb für viele Rezepte an. Es gibt unterschiedliche, gute Pflanzenöle für unterschiedliche Hautbedürfnisse, doch für den Anfang sind Sie im Zweifelsfall mit einem hochwertigen Mandel- oder Jojobaöl sehr gut beraten. Doch vielleicht wissen Sie ja ganz genau, welches Öl Ihre Haut am besten pflegt.

Bleiben Sie dann unbedingt bei Ölen, die Sie kennen, gut vertragen und mögen. Falls Sie es nicht bereits machen, sollten Sie eine regelmäßige Kontrolle Ihrer Kosmetik, Ihrer kosmetischen Rohstoffe und Ihrer ätherischen Öle einführen. So stellen Sie sicher, dass Sie jederzeit unbedenkliche und tatsächlich pflegende Produkte verwenden und verarbeiten.

Bei der Zusammenstellung Ihres eigenen Parfüms können Sie sich an das Schema der Parfümeure halten oder Ihrer Kreativität einfach freien Lauf lassen. Wenn Sie einen absoluten Lieblingsduft haben, dann lassen Sie diesen ruhig auch einmal als Solisten glänzen.

WIE MISCHE ICH MEINEN EIGENEN BADEZUSATZ?

Badezusätze werden Sie in Zukunft bestimmt nicht mehr fertig kaufen, sondern nur noch selbst mischen. Wenn man sich schon den wunderbaren Luxus eines entspannenden Bades gönnt, dann sollten nur die besten Inhaltsstoffe und die kostbarsten Düfte Ihren Körper und Ihre Seele pflegen und verwöhnen. Außerdem ist es auch noch so einfach, ein hochwertiges Badesalz selbst herzustellen.

Haben Sie Freunde, die sich auch für ätherische Öle oder einfach nur für pflegende Kosmetik interessieren? Dann laden Sie sie doch ein, um gemeinsam zu schnuppern und zu mischen. Die Salze werden dann in Schraubgläser abgefüllt und beschriftet. Hübsch verpackt haben Sie so auch immer ein hübsches Präsent zur Hand. Selbstgemacht in der eigenen Naturkosmetik-Werkstatt – das lässt sich doch sehen! Wenn Sie bereits ein passendes ätherisches Öl in Ihrer Wohnung haben, dann können Sie sofort starten. Alle Zutaten für dieses Naturkosmetik-Rezept stehen bestimmt schon in einem Küchenregal bereit.

> **DIY-Badesalz**
>
> 2 Tassen reines Meersalz
>
> 2 EL Natron
>
> 1 EL kalt gepresstes Pflanzenöl
>
> 5 Tropfen ätherisches Öl
>
> optional getrocknete Blüten oder Kräuter

Alternativ zum Vollbad sind natürlich auch Teilbäder möglich und ökologisch auch verträglicher. Fußbäder haben eine besonders entspannende Wirkung auf den ganzen Organismus. Menschen in Tätigkeiten, bei denen sie viel stehen und laufen, profitieren enorm von Fußbädern mit passenden ätherischen Ölen. Probieren Sie z. B. die Basisnoten Zeder oder Vanille in einem Bad für wohlige Entspannung und Erdung.

Sie brauchen eine blumig-verträumte Auszeit? Dann geben Sie das Öl der Rosengeranie und ein paar unbehandelte Blütenblätter in Ihr Badesalz. Wie in fast allen Lebenslagen liegt man auch beim Baden mit dem sanften und pflegenden Lavendel immer richtig.

Wegen der hohen Temperaturen im Badewasser und dem hautreizenden Potenzial dieser Duftfamilie sollten alle Zitrusdüfte nur in kleinen Mengen und nicht als reine Zitrus-Mischungen in

Badezusätzen enthalten sein. Pfefferminze sollten Sie wegen der stark kühlenden Wirkung generell nicht für Badezusätze verwenden.

Exklusive Bade-Düfte

Vanille

Rosengeranie

Neroli

Ein entspannendes und pflegendes Bad ist nur komplett mit der richtigen Nachsorge. Pflegen Sie Ihre Haut nach dem Baden bei Bedarf mit einem Körperpflegeöl Ihrer Wahl. Ruhen Sie auf jeden Fall mindestens 30 Minuten, um Ihrem Organismus Zeit zur Regeneration zu geben und Ihren Kreislauf nicht zu überlasten.

Versuchen Sie, jede aromatherapeutische Anwendung im Sinne der Selbstfürsorge so umfassend und achtsam wie möglich zu gestalten. Geben Sie sich immer wieder die Möglichkeit zu echten Aromatherapie-Erfahrungen in Ihrem Alltag, indem Sie z. B. feste Zeiten für Aromatherapie und Wohlbefinden in Ihren Kalender eintragen.

Wenn Sie in einer Partnerschaft, Familie oder Wohngemeinschaft leben, teilen Sie Ihr neues Interesse an der Aromatherapie und Aromapraxis.

Vielleicht können sich Ihre Liebsten ja auch für die Welt der Düfte und Pflege begeistern und unterstützen Sie in Ihren Vorhaben und Projekten.

WIE STELLE ICH EIN RAUMSPRAY HER?

Dieses Rezept für ein exklusives, 100 % natürliches Raumspray können Sie ohne Vorkenntnisse in fünf Minuten zuhause nachmachen. Vielleicht sind sogar alle Bestandteile bereits vorhanden. Sie brauchen lediglich drei Zutaten: abgekochtes oder destilliertes Wasser, Alkohol (mind. 40 %) im Verhältnis 3:1 und ein paar Tropfen Ihres Lieblingsöls oder einer individuellen Duftmischung. Wasser, Alkohol und das ätherische Öl in einer sauberen Sprühflasche vermischen. Fertig! Vor jedem Gebrauch die Flasche gut schütteln, damit sich die Bestandteile vermischen.

Alternativ zum abgekochten Wasser können Sie auch destilliertes Wasser verwenden. Noch edler wird es, wenn Sie statt Wasser ein Hydrolat, ein destilliertes Pflanzenwasser, mit einer passenden Duftnote kombinieren. Hydrolate erhalten Sie im gut sortierten Kosmetik-Fachhandel und in Apotheken. Achten Sie auch hier beim Einkauf genau auf die Hersteller-Angaben auf dem Etikett. Hydrolate können

Sie vor allem auch in Körper-Sprays sehr gut verwenden, da sie wie die ätherischen Öle natürlich pflegende Substanzen enthalten.

DIY-Raumspray
300 ml abgekochtes Wasser
100 ml Alkohol (mind. 40 %)
ca. 15 Tropfen ätherisches Öl

Dieses Grundrezept können Sie ganz nach Ihren eigenen Vorlieben und Bedürfnissen parfümieren. Sie haben in diesem Buch 15 Duftpflanzen bzw. ätherische Öle kennengelernt, die Sie u. a. für mehr Entspannung, Konzentrationsförderung oder als Vorsorge in der Erkältungszeit nutzen können. Natürlich können Sie auch Sprays herstellen, die einfach nur gut duften. Egal, mit welchem Hintergrund Sie sich für ätherische Öle und Raumdüfte interessieren, mit Ihrem neu erworbenen Wissen können Sie sich jetzt in vielen verschiedenen Bereichen kreativ ausleben und die Welt der Aromakunde und Aromatherapie praktisch erkunden.

In den vorangegangen Kapiteln haben Sie bereits jede Menge Inspirationen für Duftmischungen erhalten und Sie wissen, was Sie beachten müssen, um ein besonders rundes Parfüm zu kreieren. Doch nicht jede Duftmischung muss aus Kopf-, Herz- und Basisnote bestehen, um angenehm zu riechen und gut zu wirken. Je mehr Sie ausprobieren, umso mehr echte, eigene Erfahrungen sammeln Sie auf dem Gebiet der ätherischen Öle und umso schneller lernen Sie Ihre eigenen Duft-Vorlieben besser kennen. Hier sind ein paar Inspirationen im Überblick:

Duft-Sprays für alle Lebenslagen

Träum süß: Lavendel, Bergamotte, Zeder

Romantik: Rosengeranie, Neroli, Zeder

Klarer Kopf: Pfefferminze, Zitrone

Entspannt lernen: Lavendel, Zitrone

Mückenfrei: Lavendel, Lemongrass, Zeder

An diesem einfachen DIY-Rezept zeigt sich, wie unnötig es ist, überteuerte, industriell produzierte Raumsprays zu kaufen, die vielleicht auch noch unnötige chemische Zusätze und Konservierungsstoffe enthalten.

Mit selbstgefertigten Sprays haben Sie alle Inhaltsstoffe im Blick und sparen bares Geld. Wenn Sie Glas-Sprühflaschen wiederverwenden, Ihre Rohstoffe bewusst einkaufen und gut lagern, leisten Sie außerdem einen nicht unerheblichen Beitrag zur Schonung der Ressourcen und unserer Umwelt.

Neben der Freude, die der Umgang mit ätherischen Ölen bereitet, bieten aromapraktische Hausmittel, wie das Raum-Spray oder das Badesalz, eine Möglichkeit, jeden Tag ein wenig nachhaltiger zu handeln, zu konsumieren und zu genießen.

WIE VERWENDE ICH ÖLE IN KÜCHE UND HAUSHALT?

In der Aromatherapie ist die innerliche Anwendung, besonders für Laien auf diesem Gebiet, weder zugelassen noch empfohlen. Die deutsche Gesetzgebung ist bezüglich Deklarierung und Verwendungsbestimmung von ätherischen Ölen strikt. Bei Einnahme der hoch konzentrierten Essenzen drohen schwere innere Gewebeschäden und Vergiftungen, deshalb bewahren Sie alle Öle bitte immer für Kinder unzugänglich auf.

In der Zwischenzeit sind allerdings eine Reihe von ätherischen Ölen auf dem Markt, die als Aromen im Lebensmittelbereich geeignet und zugelassen sind. In verschiedenen Kochbüchern und im Internet gibt es auch zahlreiche Rezept-Inspirationen für die Aroma-Küche. Öle wie Vanille, Orange, Lavendel oder Bergamotte dienen zum Aromatisieren von Speisen, Backwaren, Desserts und Getränken.

Informieren Sie sich bei Ihrem Fachhändler über die unterschiedlichen Anbieter und Angebote auf diesem noch recht jungen Feld der Aroma-Kulinarik.

Verwandeln Sie Ihre Küche in einen Ort der gehobenen Aroma-Gastronomie. Sie fragen sich, wie? Hier sind ein paar kulinarische Inspirationen, die ganz leicht mit den in diesem Buch beschriebenen ätherischen Ölen und mit wenigen haushaltsüblichen Zutaten zubereitet werden können. Lassen Sie sich entführen in die kreative und sinnfreudige Welt der Düfte und Aromen. Das wird ein Fest für Sinne mit ganz viel Relax- und Genusspotenzial! Das erste Rezept bringt Vanillearoma ganz ohne Milch oder Zucker in den von so vielen Deutschen heiß geliebten Kaffee. Das ist wirklich eine köstliche und dazu noch kalorienfreie Heißgetränk-Variante.

DIY-Vanille-Kaffee
Geben Sie direkt beim Brühen einen Tropfen Vanille-Öl mit in das Kaffeepulver.

Das nächste Rezept ist gar nicht neumodisch, sondern ein echter britischer Klassiker. Die Rede ist vom bekannten Earl-Grey-Tee. Viele wissen gar nicht, dass das besonders feine Aroma dieser Tee-Sorte durch die Zugabe von Bergamotte-Öl entsteht.

Sie können Ihren hochwertigen Darjeeling-Tee ohne viel Mühe in einen edlen Earl-Grey verwandeln.

Sie benötigen ein festverschließbares Gefäß aus Glas oder Porzellan, Darjeeling-Teeblätter und Bergamotte-Öl. Träufeln Sie das Öl in das Gefäß und drehen sie es, sodass sich das ätherische Öl verteilen kann. Dann geben Sie die Teeblätter dazu, verschließen das Gefäß und schütteln kräftig. Daraufhin die Teedose ca. zehn Tage verschlossen halten und täglich ordentlich schütteln. Danach können Sie Ihren exklusiven, selbst aromatisierten Earl-Grey aufbrühen und genießen.

DIY-Earl-Grey
100 g Darjeeling „first flush"
ca. 10 Tropfen Bergamotte-Öl
1 Gefäß aus Glas oder Porzellan

Das folgende Aroma-Rezept begeistert Groß und Klein und vor allem auch die Naschkatzen, die es gern süß und fruchtig mögen. Neben fetten Ölen und Salz ist auch Honig oder Sirup ein Träger und Emulgator für ätherische Öle. Da bestimmen jetzt nur noch Ihre Vorlieben die Geschmacksrichtung Ihres nächsten aromatisierten Gourmet-Honigs. Viele mögen Lavendel-Honig, doch alle lieben Honig mit dem saftigen Aroma der Orange. Probieren Sie den Orangen-Honig unbedingt aus. Sie werden mit großer Sicherheit begeistert sein.

Alternativ können Sie natürlich auch Agavendicksaft oder einen anderen Sirup verwenden. Beim Orangenöl ist eine sehr vorsichtige Dosierung wichtig, denn schon eine leichte Überdosierung macht den Honig sehr schnell ungenießbar. Achten Sie bei allen ätherischen Ölen aus der Gruppe der Zitrusdüfte auch regelmäßig auf die Haltbarkeit, die je nach Sorte zwischen 6 bis 12 Monaten liegt.

DIY-Aroma-Honig
200 ml Honig oder Sirup
5 Tropfen Orangenöl
1 verschließbares Gefäß

Im Sinne einer ressourcenschonenden Nachhaltigkeit im Alltag kann das Wissen aus der Aromatherapie aber noch mehr für Ihren duftenden und ökologischen Haushalt tun. Im Abschnitt zu den Anwendungsformen ätherischer Öle wurden bereits Möglichkeiten erläutert, Räume und Schränke natürlich mit einem schönen Duft zu erfüllen. Eine bisher noch nicht erläuterte Variante dazu sind Potpourri, die in Schalen oder Stoffbeuteln sowohl Räumen als auch

Schränken und Schubladen einen angenehmen Duft verleihen. Haben Sie auf Ihrem Balkon oder in Ihrem Garten Blumen oder Kräuter, die Sie trocknen können? Oder vielleicht liegt ja sogar eine Blütenmischung, die den Duft verloren hat, vergessen in Ihrer Schublade.

DIY-Potpourri
eine Handvoll getrocknete, unbehandelte Blüten
2 bis 3 Tropfen ätherisches Öl nach Belieben
1 Schale oder Stoffbeutel

Do-it-Yourself-Projekte schärfen den Blick für die vielen kleinen Dinge, die unbeachtet in Schubladen und Regalen liegen. Vieles lässt sich ohne viel Investition oder Aufwand in etwas Neues, Nützliches und Schönes verwandeln.

Nutzen Sie Ihr neu erworbenes aromapraktisches Wissen und verwandeln Sie Ihr Zuhause in eine duftende Wohlfühloase für Genießer. Außer ein paar hochwertigen, 100 % naturreinen ätherischen Ölen und einem guten pflanzlichen Öl benötigen Sie wirklich nur ein paar wenige, leicht erhältliche Küchen- und Kosmetikprodukte.

> **Düfte für ein Potpourri**
> Rosengeranie
> Bergamotte
> Atlas-Zeder

Eine sehr schöne Möglichkeit, unnötige künstliche Duftstoffe auf der Haut zu vermeiden, sind unparfümierte Waschmittel. Diese können Sie bei Bedarf einfach mit einem Tropfen Ihres Lieblingsduftes aufwerten.

Auf diese Weise kommen keine billigen chemischen Duftstoffe über die Kleidung auf Ihre Haut, sondern nur noch pflegende und angenehme Naturdüfte. Das gilt ebenso für den Allzweck-Haushaltsreiniger, der ebenfalls in der unparfümierten Grundversion nach den eigenen Duftvorlieben parfümiert werden kann.

Wollten Sie nicht schon immer den unangenehm künstlichen Zitronengeruch konventioneller Reiniger aus Ihrem Bad verbannen? Wie Sie erfahren haben, gelangen Duftstoffe mit der Atemluft sehr schnell in unser Blut und damit in den ganzen Organismus. Billig produzierte künstliche Duftstoffe in Wasch- und Reinigungsmitteln setzen Sie unnötigerweise nicht gesundheitsfördernden Stoffen aus und enthalten dabei in keiner Weise pflegende

Inhaltsstoffe, die mit echten ätherischen Ölen vergleichbar wären. Die meisten in diesem Buch besprochenen Öle haben ein mehr oder weniger starkes desinfizierendes, antiseptisches und teilweise auch antivirales, antifungizides und antiparasitäres Wirkspektrum. Zitronenöl z. B. ist dank seiner vielfältigen Inhaltsstoffe auch im Haushalt nicht nur ein echtes Dufterlebnis, sondern auch wirksam in der Unterstützung der Reinigungsleistung.

DIY – Natürlich duftende Reinigungsmittel
unparfümiertes Wasch- oder Reinigungsmittel
ein paar Tropfen ätherisches Öl

Überlegen Sie, ob Sie beim nächsten Einkauf vielleicht einmal ein weniger aufbereitetes Reinigungsprodukt ausprobieren möchten und eine duftende Brise von sanftem Lavendel oder blumiger Rosengeranie durch Ihre Wäsche wehen lassen. Auch das Putzen wird mit den leckeren und aufmunternden Düften von echter Zitrone oder aromatischem Lemongrass gleich ein klein wenig leichter.

Düfte zum Waschen und Putzen

Lavandin

Zitrone

Lemongrass

Sie sehen, es existiert tatsächlich kaum eine Lebenssituation, die durch einen guten Duft nicht gewinnt. Nutzen Sie dieses Potenzial für Ihr Leben, Ihre Gesundheit und Ihre persönliche Form von Entspannung und Kreativität. Machen Sie Ihr Leben duftender und sinnfreudiger mit der Unterstützung wertvoller, natürlicher ätherischer Öle. Jeder Raum Ihres Zuhauses kann mit Düften gewinnen und jede Alltagstätigkeit durch eine passende Duft-Inspiration unterstützt werden.

Einfach dufte!

WAS VERBINDET AROMATHERAPIE, ACHTSAMKEIT UND NACHHALTIGKEIT?

Kann ich mithilfe ätherischer Öle die Welt ein wenig besser machen? Die Antwort darauf lautet ja, wenn auch nur in kleinen Schritten und Taten. Einerseits schärft der Umgang mit ätherischen Essenzen das Bewusstsein dafür, wie kostbar und teilweise auch bedroht viele Pflanzen sind.

Durch einen bewussten Konsum können wir Einfluss darauf nehmen, welche Inhaltsstoffe in unseren Körper und in die Umwelt gelangen. Sie kennen jetzt einige Praxisanleitungen für einen nachhaltigeren Haushalt, die richtig einfach sind und auch noch Spaß machen. Aktuelle Trends, wie Do-It-

Yourself, selbst gemachte Naturkosmetik, Yoga und Meditation, oder auch alternativmedizinische Praktiken, wie Pflanzenheilkunde oder Aromatherapie, entspringen einer Sehnsucht der modernen Menschen nach etwas mehr Ursprünglichkeit, Naturverbundenheit und Ruhe. Aromatherapie bzw. Aromapraxis bietet Ihnen Entschleunigung und einen ganzheitlichen Ansatz zur Pflege von Körper und Seele. Alle aromatherapeutischen Anwendungen regen dazu an, Achtsamkeit zu praktizieren und den gegenwärtigen Moment mit allen Sinnen wahrzunehmen und zu genießen.

Sie sind am Ende dieses Einstiegs in die Aromatherapie und Aromapraxis angelangt und haben die wichtigsten theoretischen Grundlagen, 15 vielseitige ätherische Öle und zahlreiche praktische Anwendungen und Rezepte kennengelernt.

An vielen Stellen floss mit ein, dass Aromatherapie natürlich nicht im luftleeren Raum, sondern in unserem modernen Kontext existiert. Sie entscheiden selbst, welche Anregungen aus diesem Leitfaden Sie ausprobieren und vielleicht in Ihren Alltag integrieren möchten. Genießen Sie Ihre Lieblingsdüfte und lassen Sie sich immer wieder neu von der magischen Welt der ätherischen Öle inspirieren.

Herstellung und Verlag:
BoD – Books on Demand, Norderstedt
ISBN: 9783752624366

1. Auflage
Kontakt: Psiana eCom UG/ Berumer Str. 44/ 26844 Jemgum
Covergestaltung: Fenna Larsson
Coverfoto: depositphotos.com

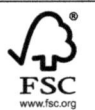